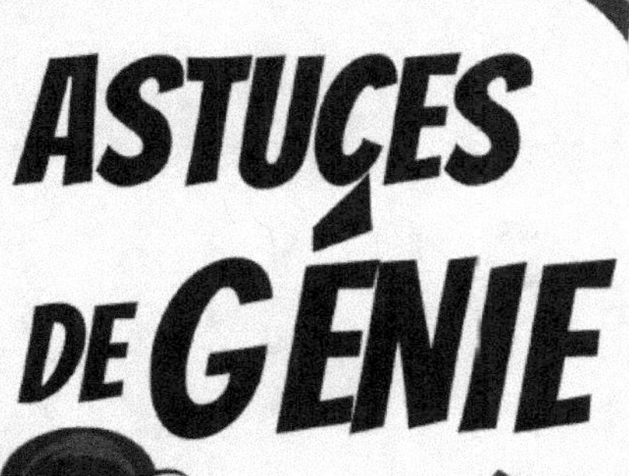

NATHALIE DUDOIGNON

SOMMAIRE

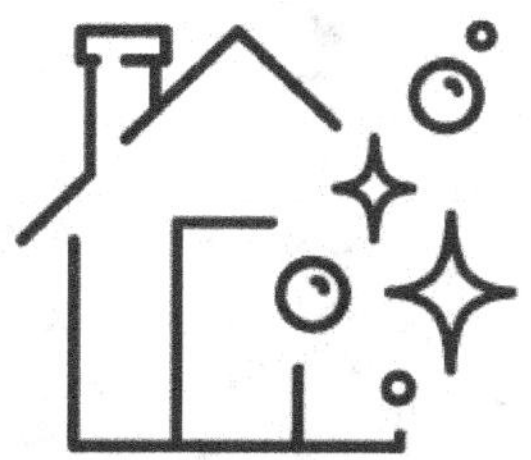

CATÉGORIE MAISON

01

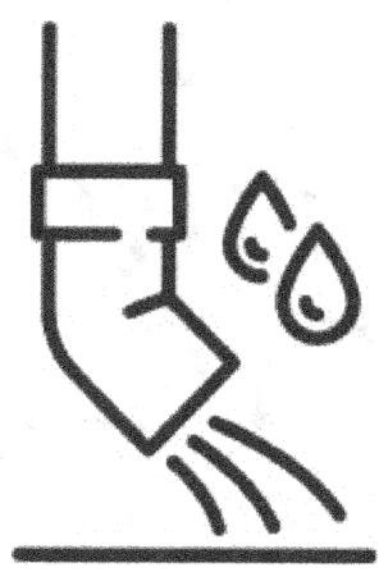

CATÉGORIE EXTÉRIEUR

02

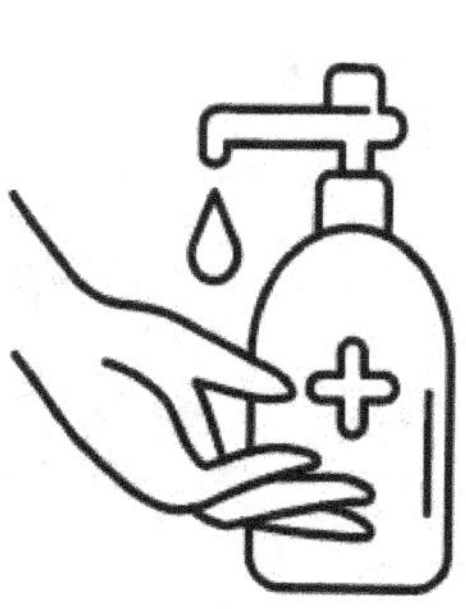

CATÉGORIE HYGIÈNE PERSONNELLE

03

Astuces de génie de nos grand-mères, simples, efficaces, écologiques et économiques

Pour prendre soin de soi, de nos familles et de la planète.

Les astuces de grand-mère sont des astuces de génie. Souvent méconnus ou sous-estimées, elles font un retour en force dans nos vies. Ces recettes ancestrales ont traversé le temps grâce à leur simplicité, leur efficacité et leur aspect ludique. En utilisant des ingrédients comme le citron, le vinaigre blanc, le bicarbonate ce soude ou les agrumes, il est possible de prendre soin de soi et de son environnement de manière écologique et économique.

On observe une augmentation inquiétante de maladies telles que les allergies, l'asthme, les maladies respiratoires chroniques, la stérilité, les migraines, les cancers et les malformations congénitales. Ces maladies sont souvent déclenchées ou aggravées par les nombreux toxiques présents dans notre environnement quotidien.

En ces temps où la chimie envahit nos vies, revenir à des solutions naturelles et simples semble être une initiative plus que nécessaire. Les astuces de grand-mère, loin d'être désuets, s'imposent comme des alliés précieux pour une vie plus saine et plus respectueuse de la planète.

Les produits naturels présentent de nombreuses propriétés intéressantes en matière d'entretien de la maison, de santé, de beauté et d'hygiène. Ces produits bon marché et faciles à trouver peuvent vous rendre de sacrés services et vous changer la vie !

01

CATÉGORIE MAISON

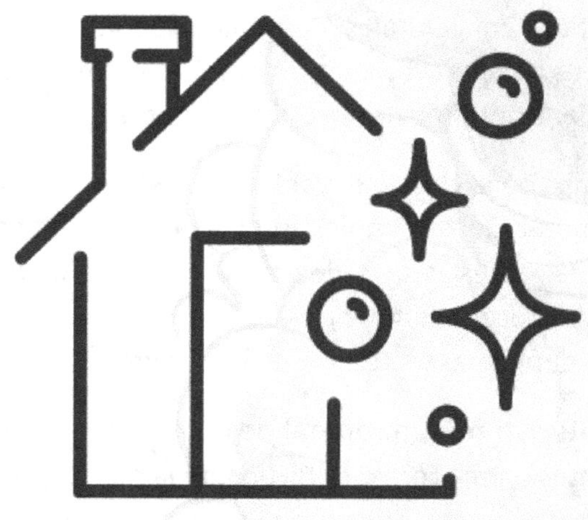

Astuce
Eau de javel Naturelle

INGRÉDIENTS

- 500 ml d'eau
- 6 cuillères à soupe de jus citron
- 500ml d'eau oxygénée

Mettre dans un contenant et c'est prêt !
Totalement sain pour la famille et la planète

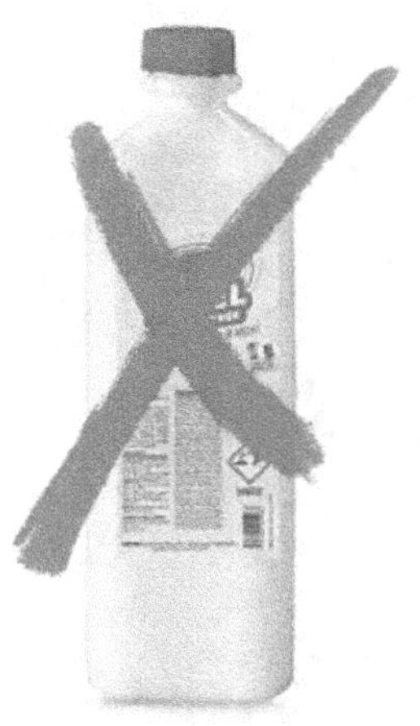

Dangereux pour la santé
et la planète

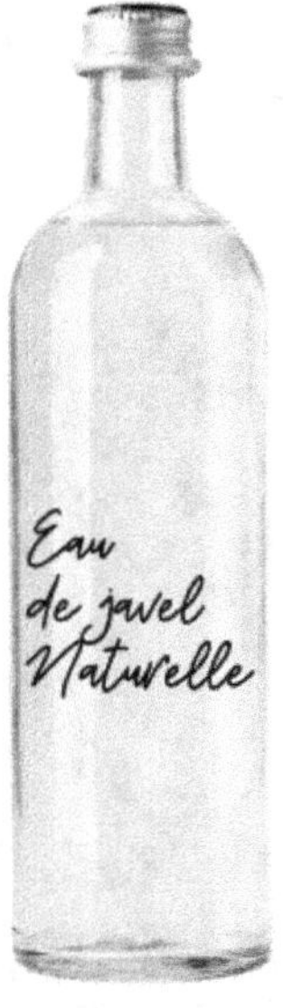

N'oubliez pas c'étiqueter et de tenir hors de portée des enfants

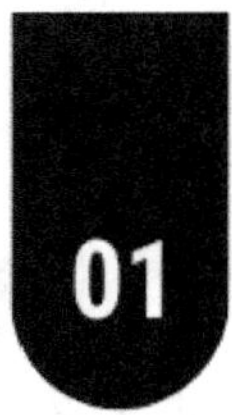

Astuce
Gel détartrant et désinfectant

INGRÉDIENTS

- 500ml vinaigre blanc
- écorces d'agrume faire infuser
- Préparer 2 cuillères à soupe de maïzena dans un fond d'eau
- Vider dans la casserole laisser refroidir le gel

Mettre dans un contenant et c'est prêt !
Totalement sain pour la famille et la planète

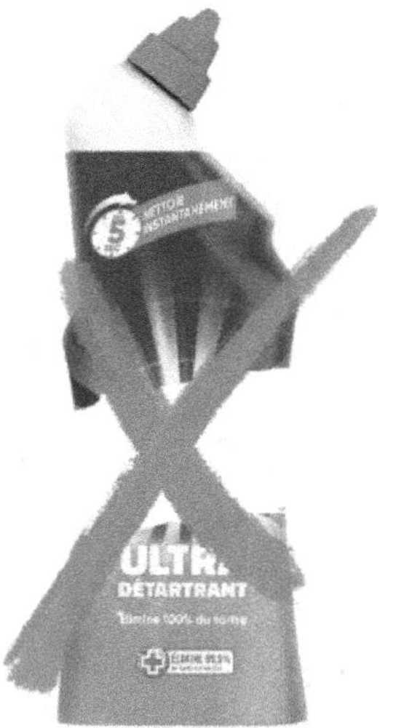

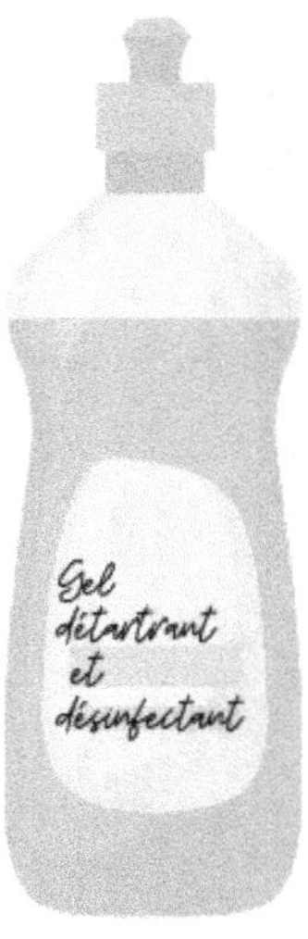

N'oubliez pas d'étiqueter et de tenir hors de portée des enfants

Astuce meubles poussière

INGRÉDIENTS

- dans un spray 100 ml d'eau
- 100 ml de vinaigre blanc
- 2 cuillères à soupe d'huile d'olive

c'est prêt !
Bien secouer avant usage
Totalement sain pour la famille et la planète

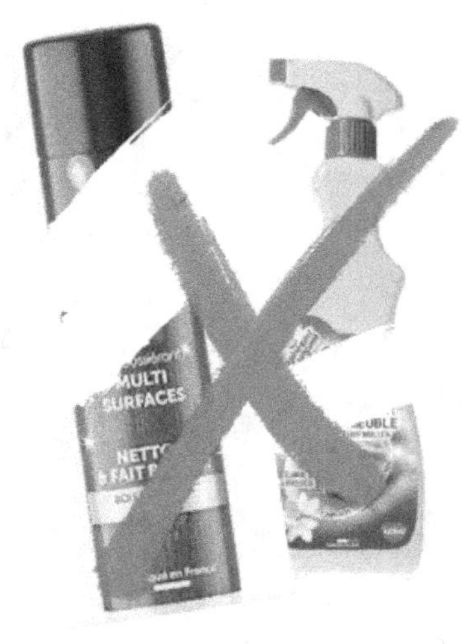

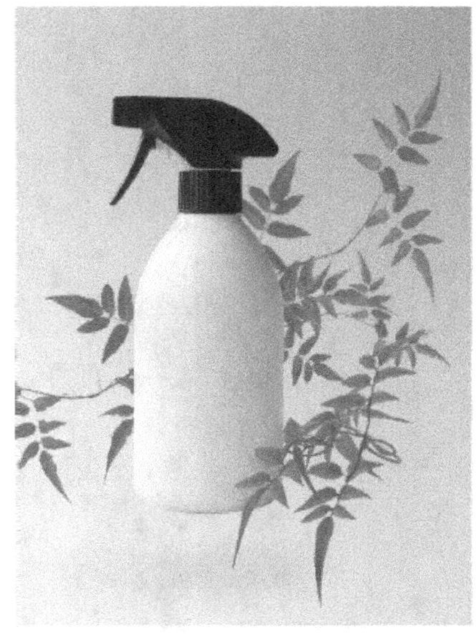

N'oubliez pas d'étiqueter et de tenir hors de portée des enfants

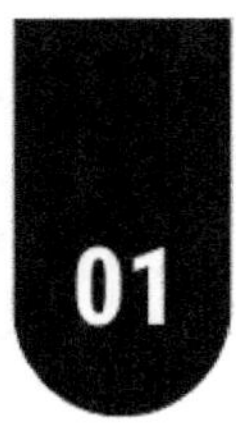

Astuce
Gel d'entretien machine à laver, anti calcaire, antirouille

INGRÉDIENTS

- 250ml d'eau
- 2 cuillères à soupe d'acide citrique
- 2 cuillères à soupe de maïzena

Faire chauffer

Une fois la consistance gel obtenue

Mettre dans un contenant et c'est prêt !

Totalement sain pour la famille et la planète

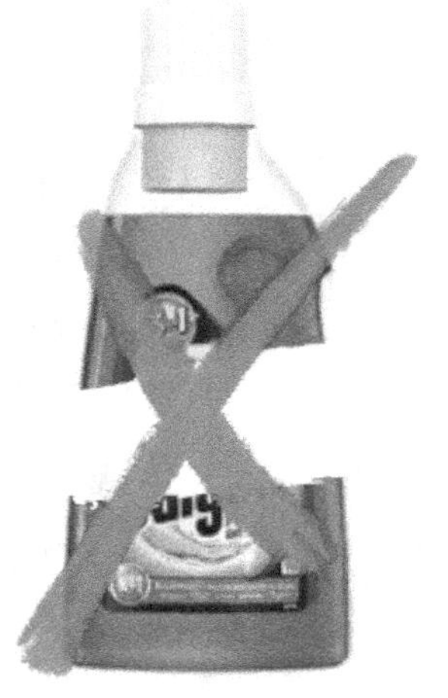

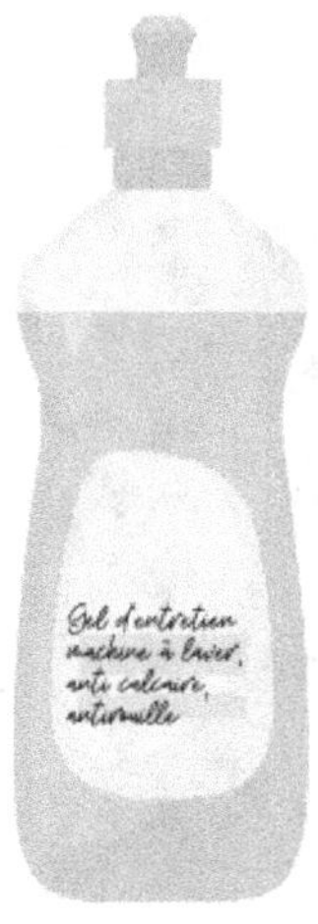

N'oubliez pas d'étiqueter et de tenir hors de portée des enfants

Astuce Pour des WC toujours propres

INGRÉDIENTS

- 5 cuillères à soupe de bicarbonate
- 10 cuillères à soupe d'acide citrique
- 5 cuillères à soupe de cristaux de soude

Mettre dans un contenant et c'est prêt !
Totalement sain pour la famille et la planète

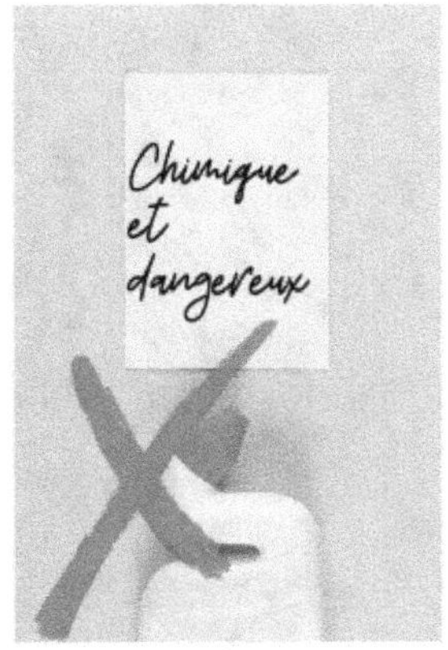

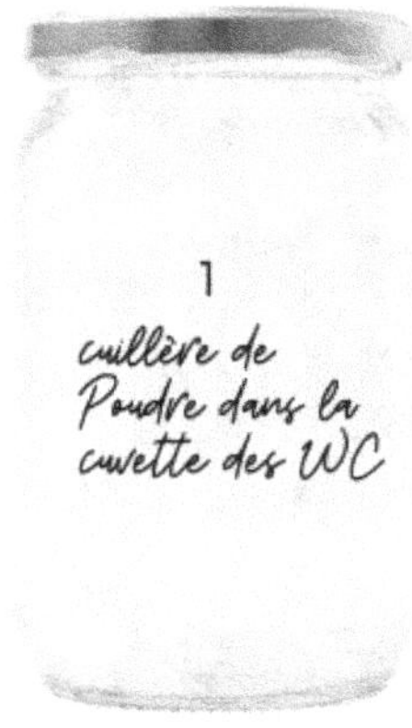

N'oubliez pas d'étiqueter et de tenir hors de portée des enfants

INGRÉDIENTS

- dans un vieux bidon de lessive 5 cuillères à soupe de bicarbonate
- 300 ml de savon noir à l'huile de lin
- remplir le bidon de 2 litres d'eau chaude

On secoue et c'est prêt !

Une dose pour une lessive c'est 100 ml du mélange !

Totalement sain pour la famille, la machine et la planète

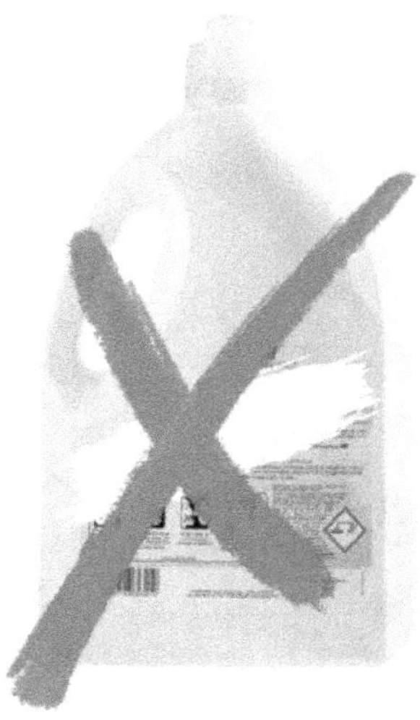

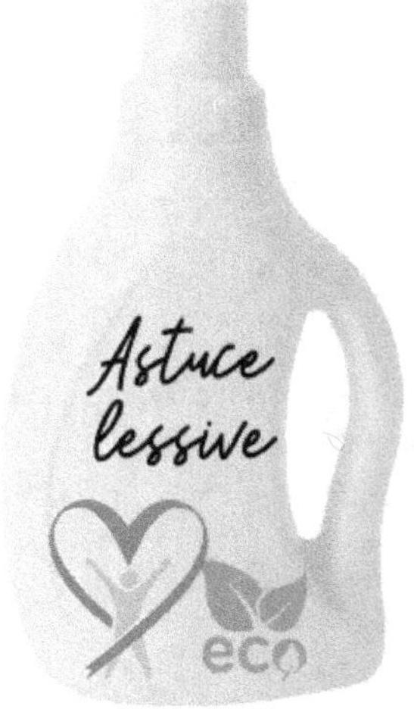

Astuce
anti condensation

INGRÉDIENTS

- tu prends un savon, n'importe lequel
- tu le frottes sur la vitre
- essuie avec une microfibre propre

c'est fait !

Fini la buée, la condensation !

Totalement sain pour la famille et la planète

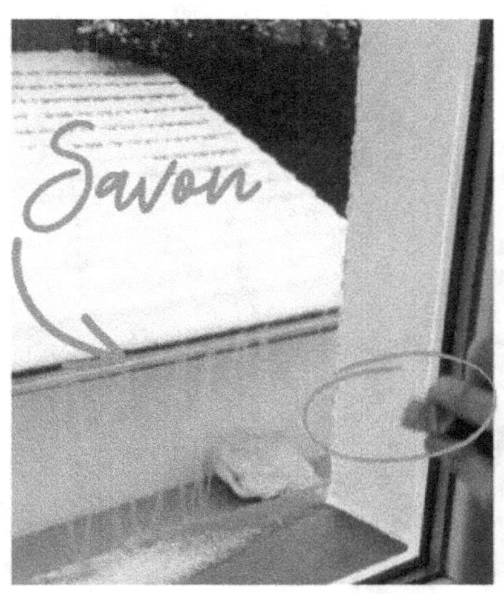

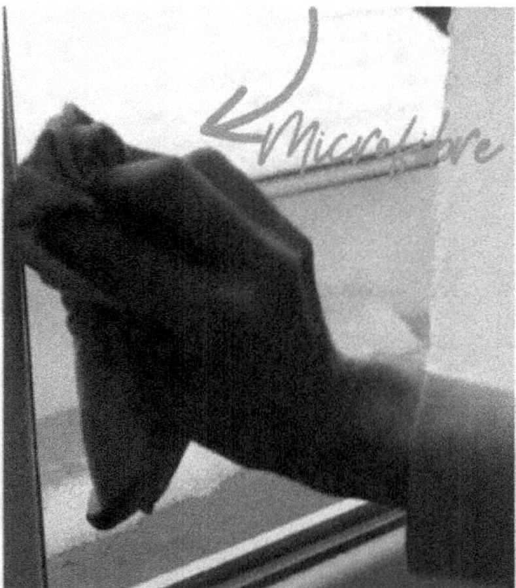

N'oubliez pas d'étiqueter et de tenir hors de portée des enfants

Astuce
odeurs poubelles

INGRÉDIENTS

- dans une casserole tu mets un fond d'eau
- tu y mets des épluchures de clémentines, citrons ou pamplemousses coupées en petits morceaux
- tu fais infuser
- dans un verre tu mets 5 cuillères à soupe de bicarbonate
- tu récupères les morceaux d'épluchures qui ont infusés et tu les mets dans le verre de bicarbonate
- tu récupère 2 cuillères à soupe du jus de l'infusion et tu mélange le tout dans le verre
- tu vas mettre cette pâte dans un bac à glaçon tu laisse sécher et tu démoule tes cubes
- tu les conserves dans un contenant fermé

c'est fait !

Totalement sain pour la famille et la planète

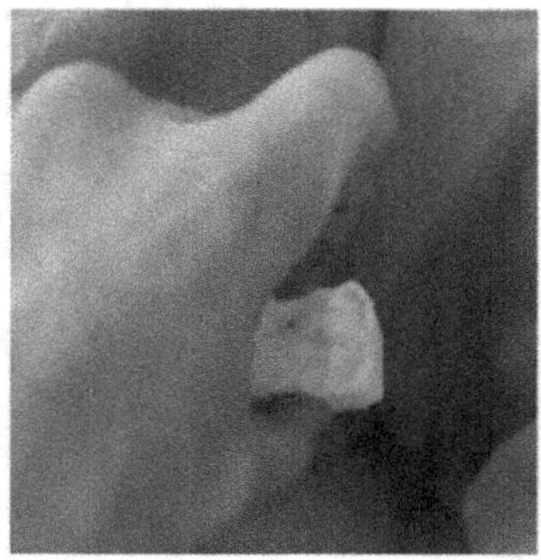

N'oubliez pas d'étiqueter et de tenir hors de portée des enfants

Astuce bougie répulsif

INGRÉDIENTS

- dans un récipient résistant à la chaleur tu mets les fonds de bougies récupérés
- tu les couvres de marc de café bien sec
- tu fais chauffer le tout au bain marie
- pendant que ça fond tu prends un trombone et tu y attache à une extrémité un morceau de ficelle
- tu mets dans le contenant de ton choix tu mets la mèche et tu laisse durcir

Bye bye les mouches, les guêpes et les moustiques !
Totalement sain pour la famille et la planète

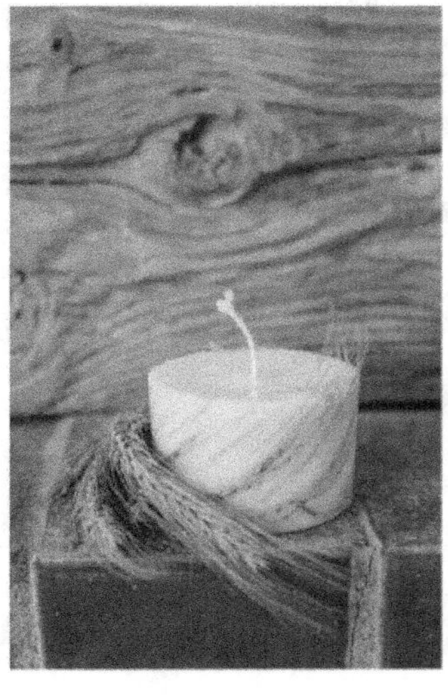

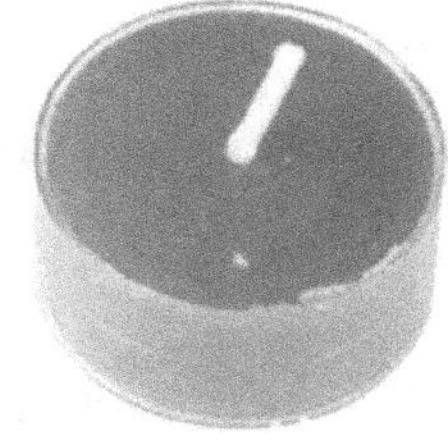

N'oubliez pas d'étiqueter et de tenir hors de portée des enfants

CATÉGORIE EXTÉRIEUR

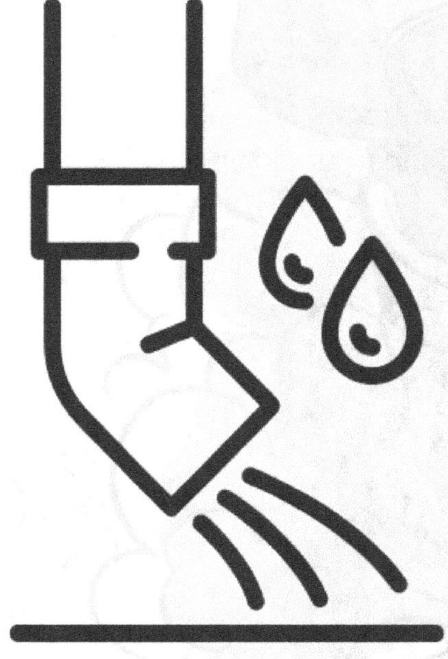

Astuce
pour un brillant plastique redoutable
jardin extérieur voiture

INGRÉDIENTS

- 500 ml d'eau
- 5 cuillères à soupe de savon noir
- 2 cuillères à soupe d'huile végétale

Mettre dans un contenant et c'est prêt !
Bien secouer le mélange avant utilisation
Totalement sain pour la famille et la planète

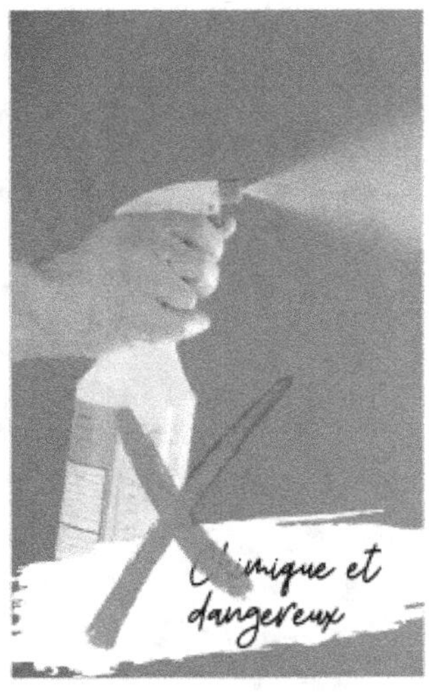

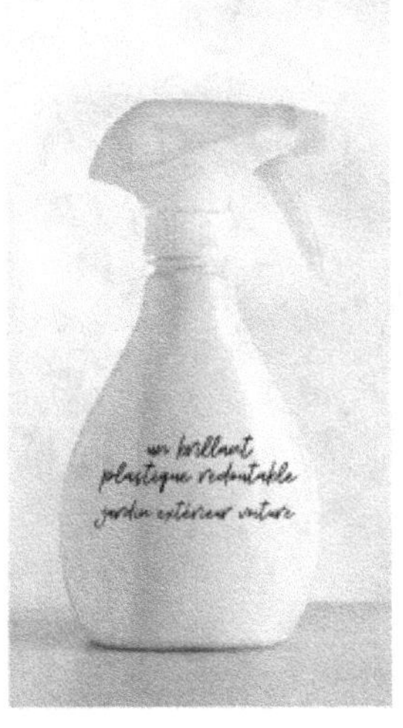

N'oubliez pas d'étiqueter et de tenir hors de portée des enfants

Astuce
pour un produit puissant
bois - pierre - rouille

INGRÉDIENTS

- 500 ml d'eau
- 5 cuillères à soupe de savon noir
- 2 cuillères à soupe d'huile végétale

Mettre dans un contenant et c'est prêt !
Bien secouer le mélange avant utilisation
Totalement sain pour la famille et la planète

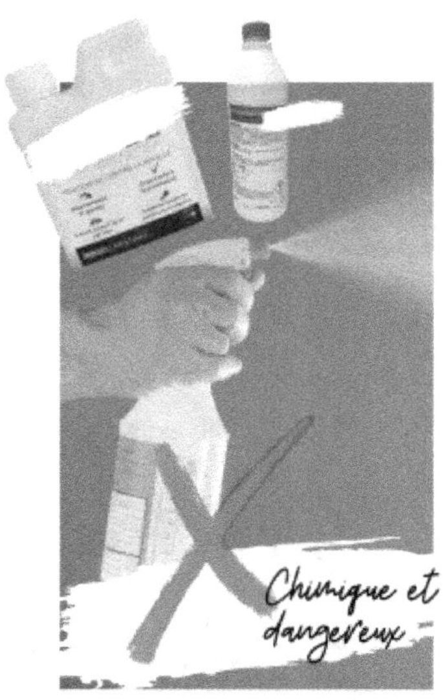

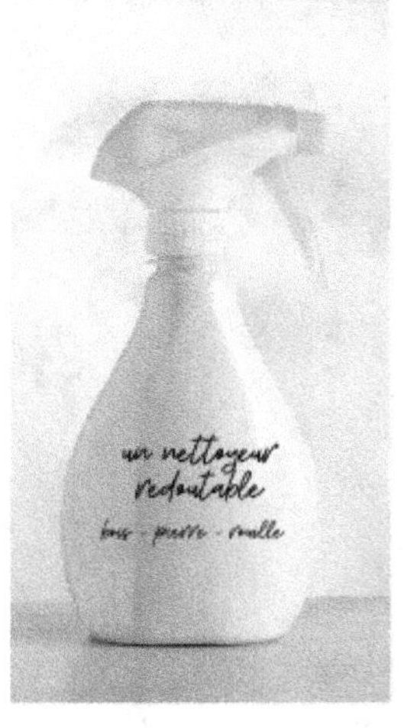

N'oubliez pas d'étiqueter et de tenir hors de portée des enfants

Astuce contre l'humidité fini la buée sur le pare-brise de ta voiture

INGRÉDIENTS

- une chaussette ou sachet perforé
- remplir de riz ou de litière pour chat
- pour une bonne odeur ajoute les écorces de tes citrons

c'est prêt !

Totalement sain pour la famille et la planète

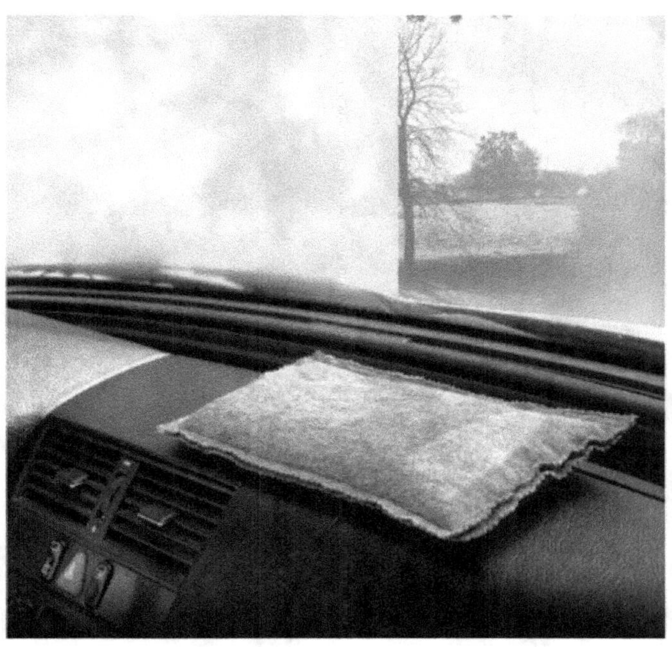

N'oubliez pas d'étiqueter et de tenir hors de portée des enfants

Astuce contre le gel sur le parebrise et la carosserie

INGRÉDIENTS

- 250 ml d'eau
- 250 ml d'alcool ménagé

Vider le mélange dans un vaporisateur et ton dégivrant est prêt !

Totalement sain pour la famille et la planète

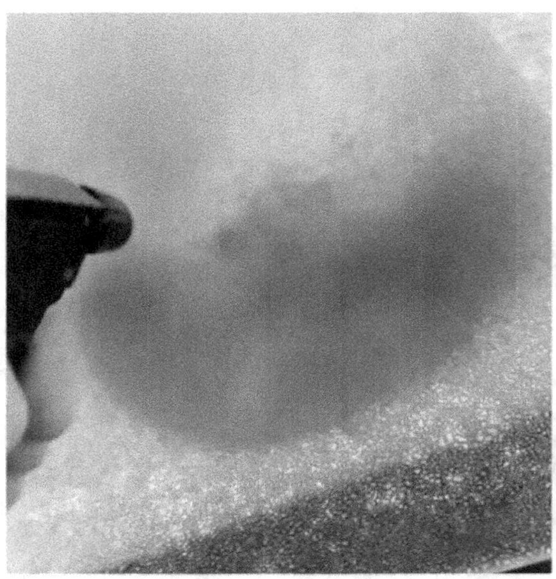

N'oubliez pas d'étiqueter et de tenir hors de portée des enfants

Astuce gel dégraissant barbecue-Plancha

INGRÉDIENTS

- 500 ml d'eau
- 2 cuillères à soupe de cristaux de soude
- 5 cuillères à soupe de savon noir
- mettre le tout dans un spray

c'est prêt !
Totalement sain pour la famille et la planète

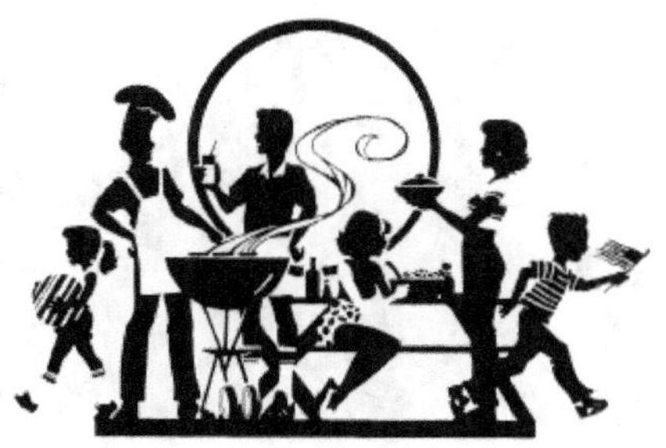 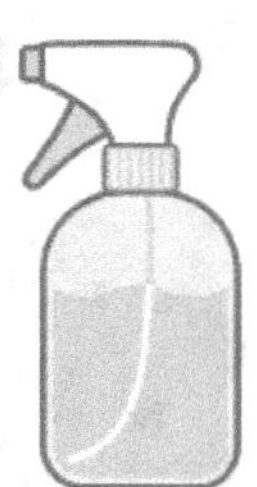

Pas de produits chimiques sur le barbecue!

N'oubliez pas d'étiqueter et de tenir hors de portée des enfants

Astuce sol extérieur
mousse

INGRÉDIENTS

- 500 ml d'eau chaude
- 3 cuillères à soupe de bicarbonate
- 5 cuillères à soupe de savon noir
- mettre le tout dans un spray
- utiliser une brosse

c'est prêt !
Totalement sain pour la famille et la planète

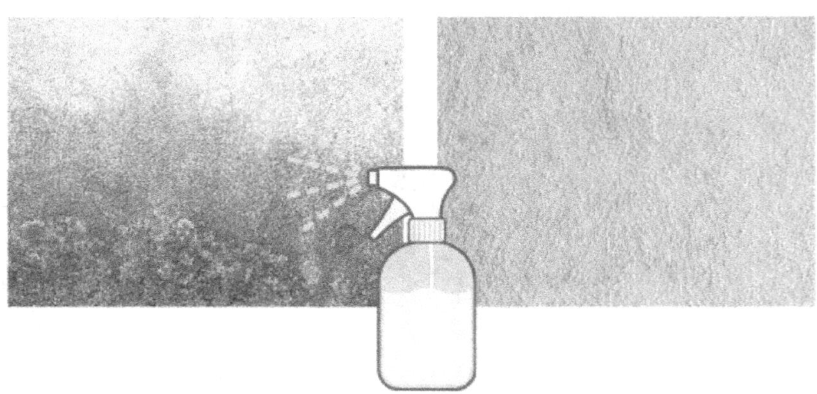

Pas de produits chimiques hyper chers!

N'oubliez pas d'étiqueter et de tenir hors de portée des enfants

CATÉGORIE HYGIÈNE PERSONNELLE

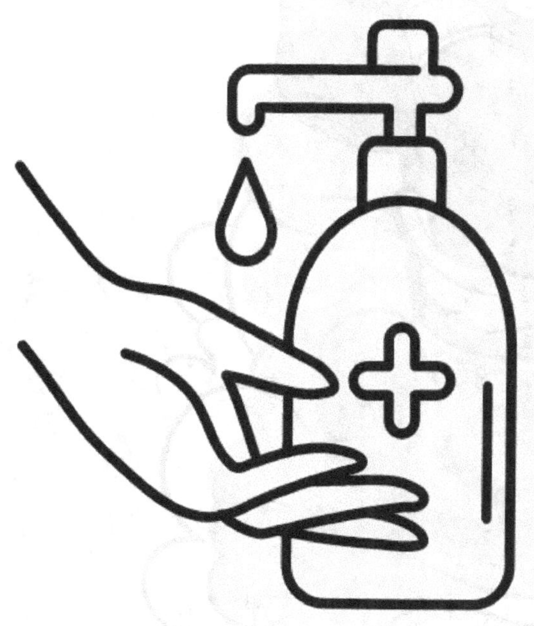

INGRÉDIENTS

- dans un contenant résistant à la chaleur mettre une cuillère à soupe d'huile d'olive (ou coco ou végétale)
- 1 cuillère à soupe de cire d'abeille
- faire fondre le mélange au bain marie
- laisser durcir dans le contenant de votre choix : stick ou autre

c'est prêt !
Totalement sain pour la famille et la planète

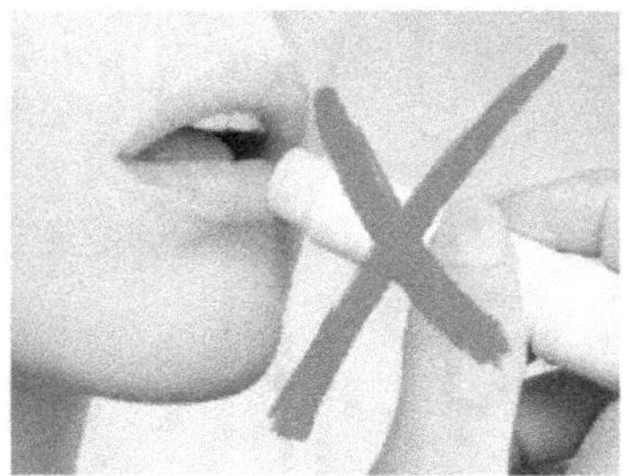

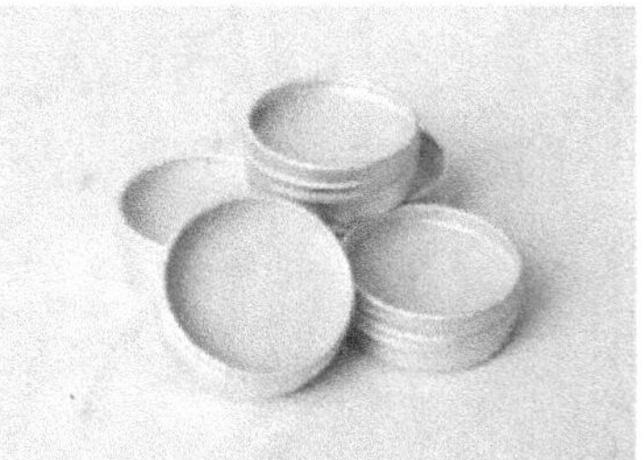

rempli de perturbateurs endocriniens et de produits dérivés du pétrole

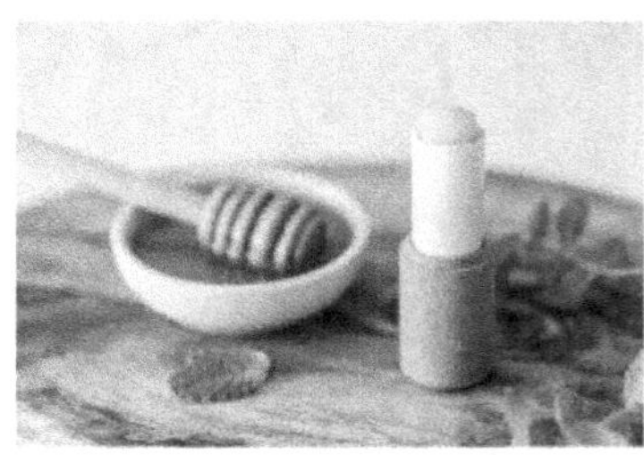

N'oubliez pas d'étiqueter et de tenir hors de portée des enfants

03 Astuce sirop contre la toux

INGRÉDIENTS

- 1 carotte bio avec la peau
- coupée en rondelle dans un bocal
- recouvrir les rondelles de miel d'abeille
- laisser 1 nuit au frigo
- près à consommer 1 à 3 cuillères à soupe par jour
- conserver au frigo

c'est prêt !
Totalement sain pour la famille et la planète

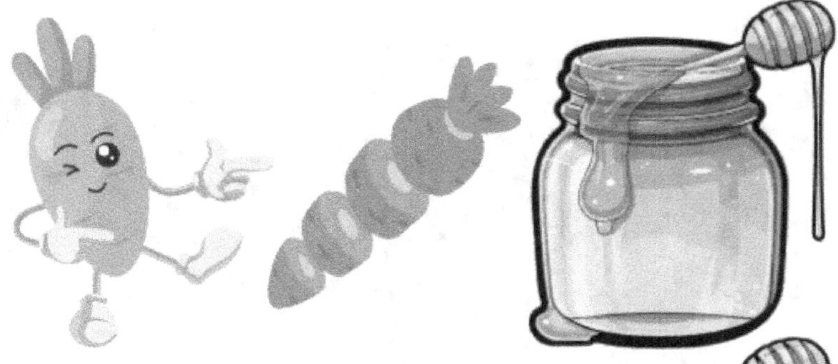

-anti inflammatoire
-anti oxydant
-riche en vitamine
-booster de système immunitaire

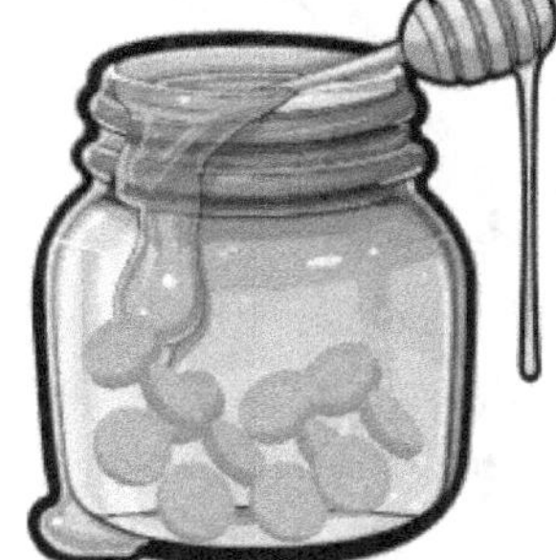

Astuce anti poux - anti pellicules

INGRÉDIENTS

- 1 oignon coupé en petits morceaux
- les mettre dans un bocal
- recouvrir le tout avec de l'eau
- fermer le récipient et laisser reposer 12 heures
- filtrer le 'jus d'oignon"
- appliquer laisser agir et laver les cheveux

c'est prêt !
Totalement sain pour la famille et la planète

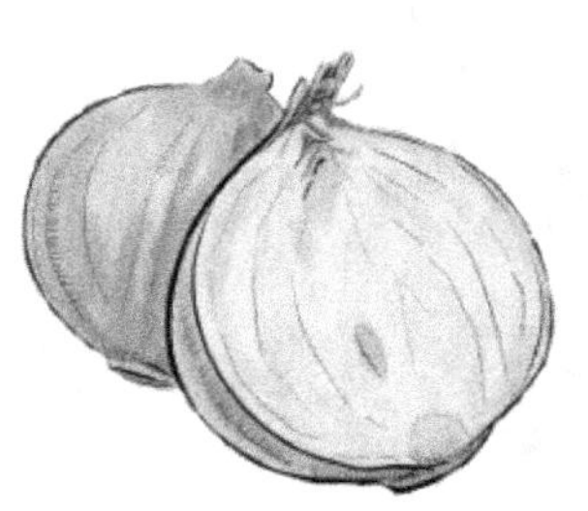
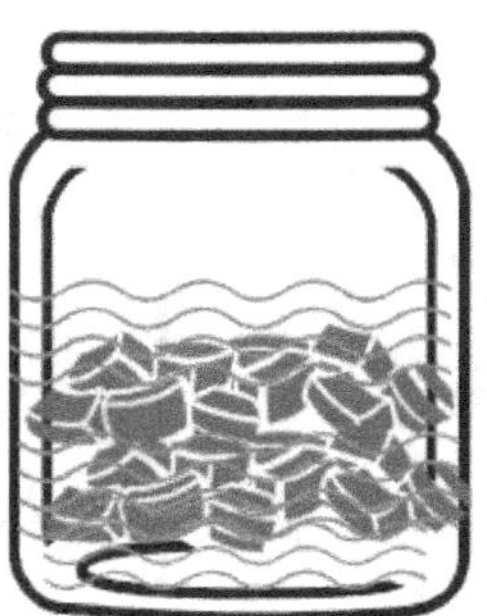
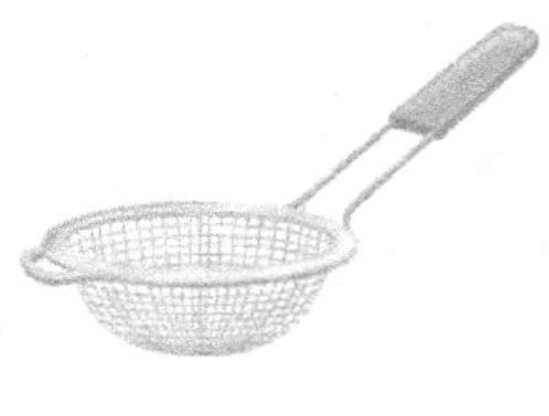

le souffre contenu dans l'oignon est toxique pour les poux te débarrasse aussi des pellicules et lutte contre les démangeaisons

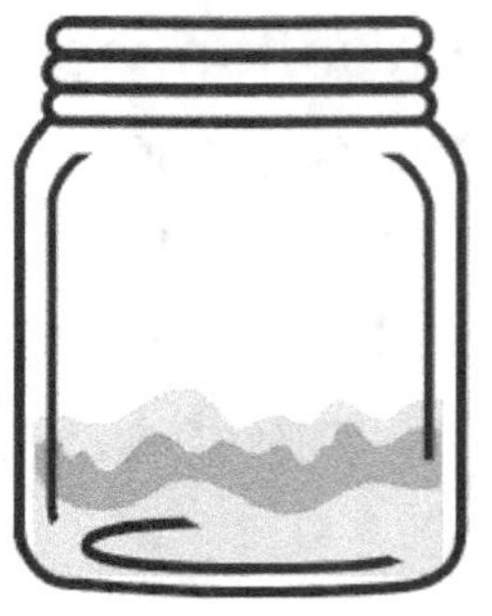

Astuce déodorant antibactérien

INGRÉDIENTS

- 3 cuillères à soupe huile de coco
- 3 cuillère à soupe de bicarbonate alimentaire
- 2 cuillères à soupe de maïzena
- laisser durcir dans le contenant de votre choix

c'est prêt !

Totalement sain pour la famille et la planète

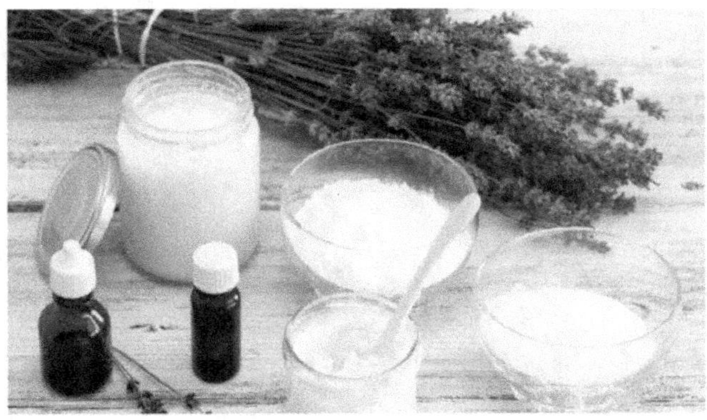

rempli de perturbateurs endocriniens
et de produits dérivés
du pétrole

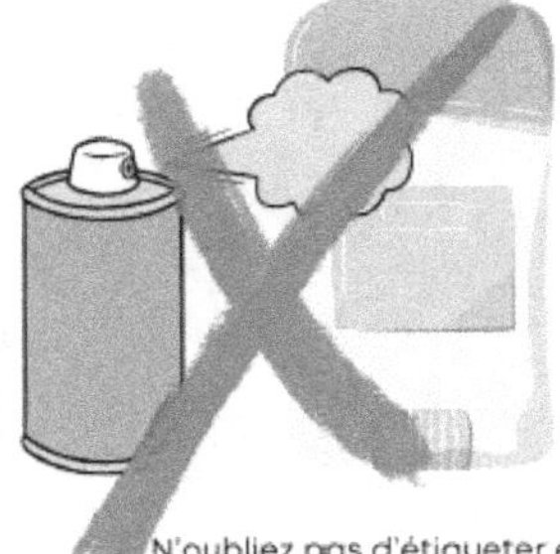

N'oubliez pas d'étiqueter et de tenir hors de portée des enfants

www.ingramcontent.com/pod-product-compliance
Lightning Source LLC
Chambersburg PA
CBHW051728250726
48653CB00008B/3263